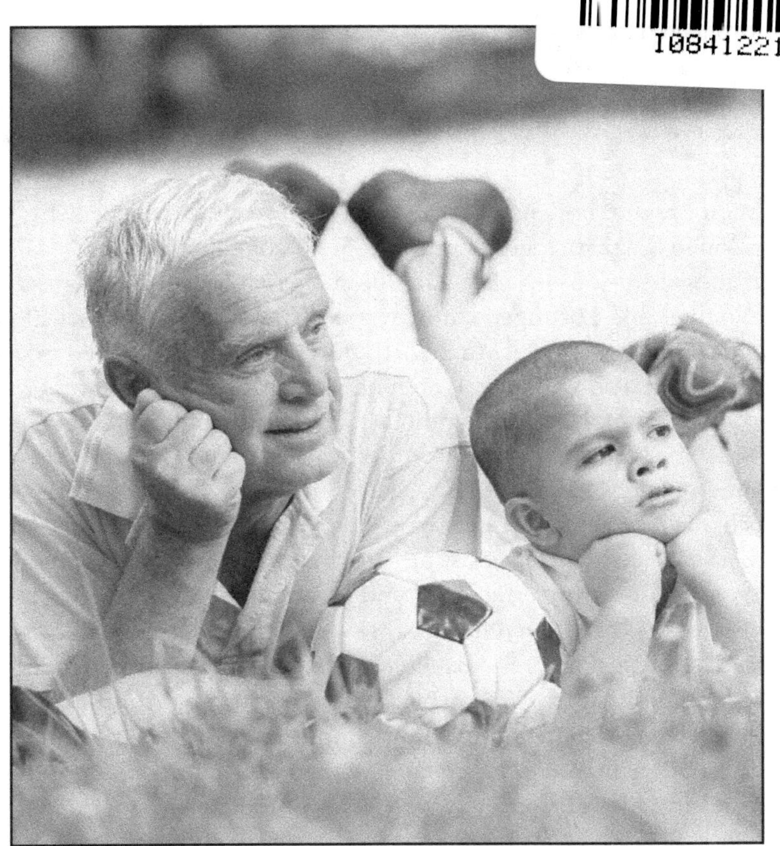

Die meisten Senioren lieben Rätsel- und Ratespiele, denn diese meist zwanglosen Aufgaben sorgen bei vielen Bewohnern für eine angenehme Abwechslung vom alltäglichen Tagesablauf. Besonders durch altersgerechte, seniorenfreundliche Quizfragen können Sie als Betreuungskräfte bzw. Alltagsbegleiter/-innen Ihre Bewohner geistig aktivieren und sie auf diese Weise kurzzeitig aus dem sich ständig wiederholenden Alltagstrott herauslotsen. Gestalten Sie einfach mit Hilfe dieses kleinen und preisgünstigen Wortsuchrätselheftes eine lustige und abwechslungsreiche Gedächtnistrainingseinheit für Ihre Bewohner und regen Sie somit Ihre Teilnehmer zum Nachdenken und Mitmachen an.

Einige Fragen sind bewusst etwas schwerer, um auch geistig fitte Personen anzusprechen oder die Rateteilnehmer in eine falsche Richtung zu lotsen. Das Ziel dieser Fragen ist nicht, dass die Bewohner alle Lösungen sofort wissen oder sich überfordert fühlen, sondern dass der gesuchte Begriff, durch „mehrere" Fragen erkannt wird. Es ist also völlig egal, ob man auf einzelne Fragen immer eine Antwort parat hat. Es kommt auf die Kombinationsfähigkeit der Teilnehmer an. Als verantwortungsvolle Betreuungskraft sollten Sie daher vor der Nutzung dieses Heftes überlegen, ob Ihre Teilnehmer noch die notwendigen geistigen kognitiven Fähigkeiten besitzen, um die gesuchte Hauptlösung überhaupt zu finden. Nehmen Sie sich bitte unbedingt die Zeit, und überlegen Sie genau, ob dieses Angebot zu Ihren Bewohnern passt. Es ist völliger Blödsinn, wenn Sie diese Fragen an demenziell veränderte Menschen richten, die der Fragestellung überhaupt nicht mehr folgen können und schon mit alltäglichen Aufgaben überfordert sind. Auch für Personen, die zum Beispiel in einer geschlossenen Demenz-Abteilung eines Heimes leben, sind diese Fragen viel zu schwer und erzeugen mehr Frust als Freude. Sollten Sie also auf einer solchen Abteilung arbeiten, nutzen Sie das Angebot bitte nicht. Natürlich ist uns klar, dass dies den meisten Anwendern bewusst ist, leider haben wir jedoch in der Testphase zu diesem Buch feststellen müssen, dass es auch in der Betreuung „Spezialisten" gibt, denen das völlig egal ist. Also noch einmal ausdrücklich: Dieses Heft ist für Bewohner geeignet mit Pflegegrad 1 bis 3, aber nicht für jeden Bewohner mit Pflegegrad 1 bis 3, denn es gibt immer wieder Ausnahmen. Achten Sie daher unbedingt auf die individuell vorhandenen Fähigkeiten und nutzen Sie das Arbeitsmaterial nicht unüberlegt.

Danke schön.

AktivierungsCoach.de präsentiert:

Umschreibung Spiele

Wortsuchrätsel für Senioren

Band 7

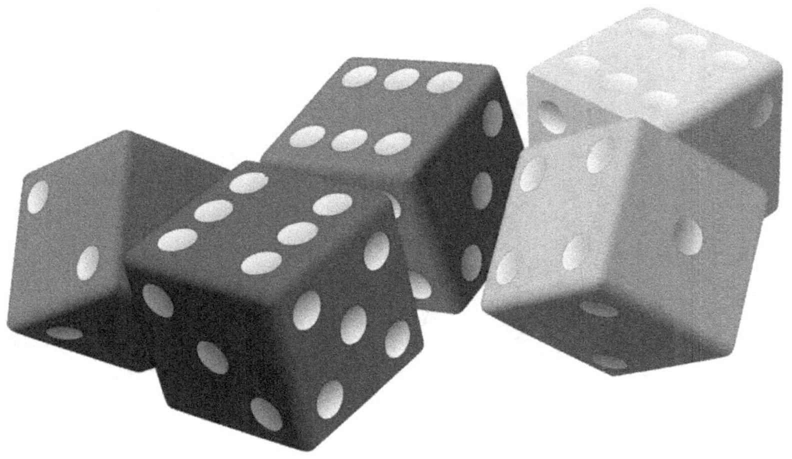

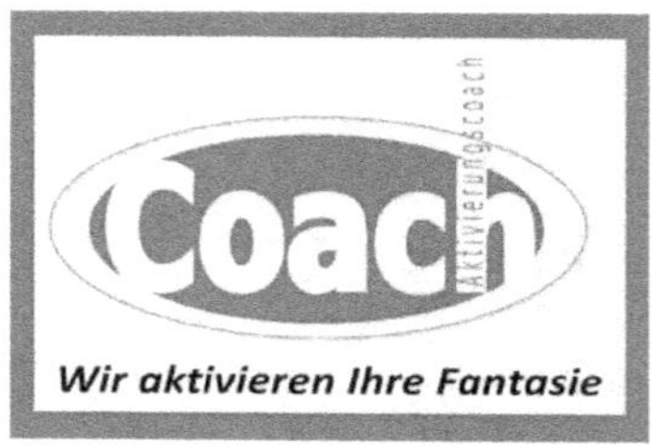

1.Auflage
Vollständige Taschenbuchausgabe

Copyright © 2018 by Denis Geier
Quellenangabe und eine Liste der Mitwirkenden
Autoren siehe Seite 32
Herstellung und Verlag: CreateSpace, USA, Charleston,SC
ISBN-13: 978-1727553031
ISBN-10: 1727553039

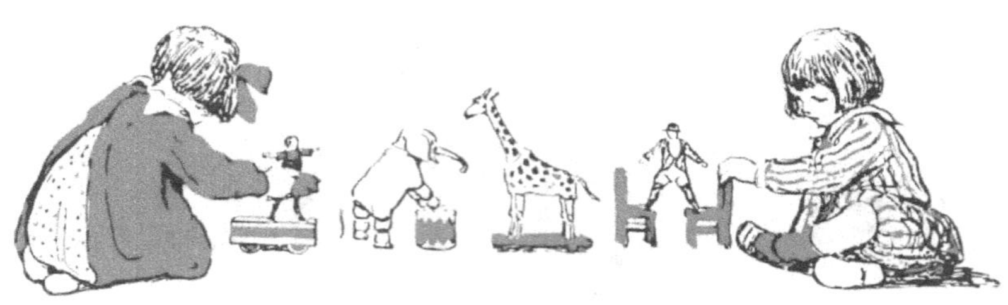

Sie finden uns im Internet unter:

www.AktivierungsCoach.de

So funktioniert das Beschäftigungsangebot

In dieser Aufgabe geht es nun darum, Begriffe zum Thema „Spiele" zu erraten. Dazu lesen Sie bitte Ihren Bewohnern nach und nach die 6 Hinweissätze vor. Nach jedem Hinweissatz sollen die Bewohner versuchen, den gesuchten Begriff zu erraten. Geben Sie Ihren Teilnehmern dafür bitte immer genügend Zeit. Finden Ihre Gruppenteilnehmer die gesuchte Lösung nicht, wiederholen Sie den bereits vorgelesenen Hinweissatz noch einmal und ergänzen Sie diesen mit einem weiteren neuen Hinweissatz. Dies geht solange weiter, bis Ihre Teilnehmer anhand der Umschreibungssätze den gesuchten Begriff letztendlich erraten haben oder es keinen weiteren Hinweissatz mehr gibt. Erklären Sie vor dem Vorlesen Ihren Bewohnern bitte wieder die Aufgabe mit Ihren eigenen Worten oder nutzen Sie bitte den vorformulierten Vorlesetext:

Mustertext zum Vorlesen

Diese Aufgabe ist eine Rateaufgabe. Es geht darum, anhand von Umschreibungssätzen zu erraten, was für ein Suchbegriff gesucht wird. Natürlich hat die Lösung wieder mehr oder weniger mit unserem heutigen Thema zu tun. Das da lautet?… (Warten Sie auf eine Rückantwort Ihrer Bewohner) … Spiele. Lassen Sie uns nun, mit dem ersten Begriff beginnen.

Was könnte das sein? 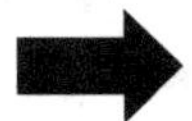

Dieser Sport findet ausschließlich innen statt

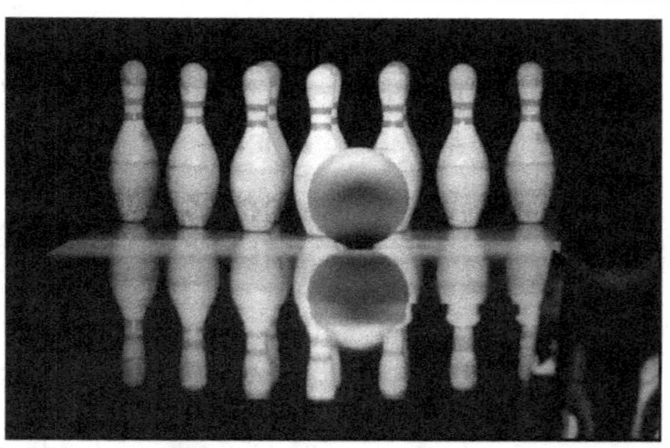

Kinder und Jugendliche spielen es gerne in der Freizeit
oder an Geburtstagsfeiern

Das Ziel ist es, möglichst viele weiße
Figuren abzuräumen

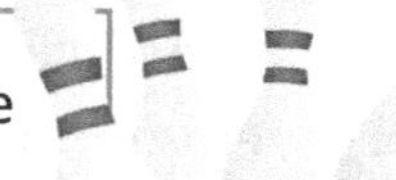

Der gesuchte Begriff lautet:

„Bowling"

Früher konnte man es oft in Kneipen spielen

Ein Ball
wird nicht benötigt,
dafür aber eine
Zielscheibe

Es ist kein
Mannschaftssport,
jeder tritt als
Einzelkämpfer an

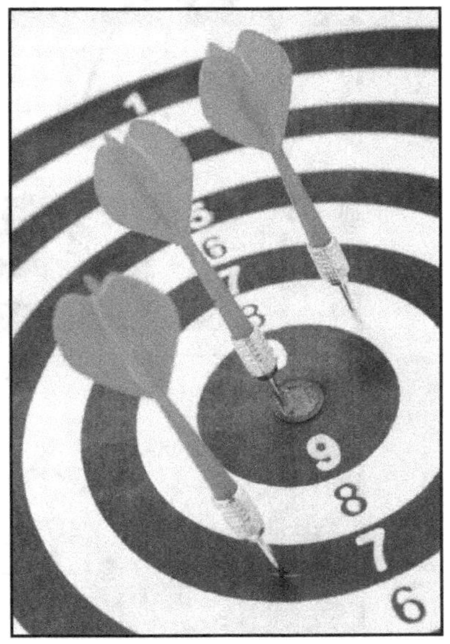

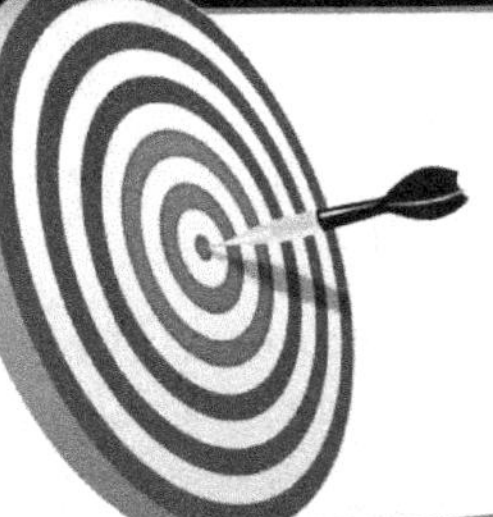

Der Hauptbestandteil dafür
ist ein kleiner
Pfeil mit abgerundeter
Spitze

Der gesuchte Begriff lautet:

„Dart"

Für diese Sportart braucht man vor allem eine gute Konzentrationsfähigkeit

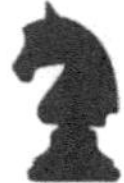

Man spielt es im Sitzen, Stehen wäre es viel zu anstrengend

Eine Runde kann viele Stunden gehen und es braucht daher jede Menge Geduld

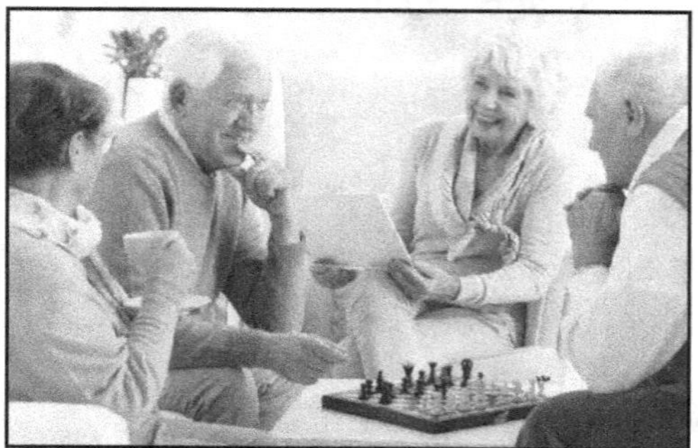

Die Farben schwarz und weiß stehen besonders für dieses Spiel

Einen Würfel braucht man dafür nicht, allerdings ein Brett

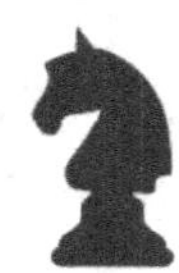

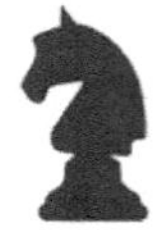

Es gibt einen König, Bauern und Reiter

Der gesuchte Begriff lautet:

„Schach"

Das gesuchte Wort beschreibt einen beliebten
Zeitvertreib unter Kinder

Dafür muss man
einige Wörter und Formulierungen kennen

Wer viele Wörter mit gleicher Silbenendung kennt, ist
darin besonders gut

Das gesuchte Wort beschreibt zum Beispiel den Satz
„Ene, mene, miste, es rappelt in der Kiste"

In jedem
Bundesland sind
andere davon
bekannt

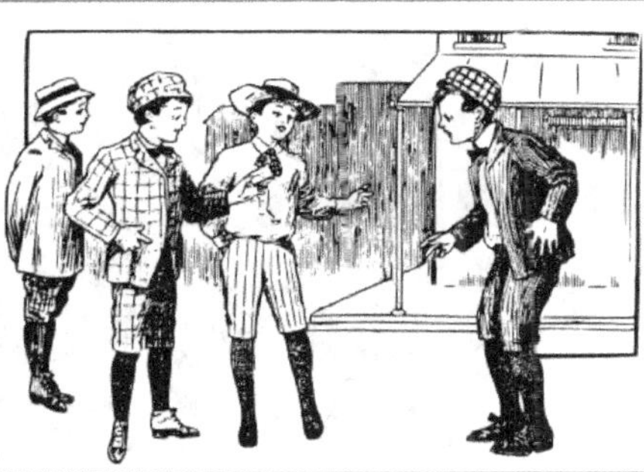

Nach fünf Tipps dürfe es nun klar sein, das gesuchte
Wort heißt...

Der gesuchte Begriff lautet:

„Abzählreim"

Das gesuchte Wort beschreibt ein bekanntes Spiel

Es besteht aus runden Spielsteinen und einem Brett

Auf dem Brett
befinden sich weiße und schwarze Felder

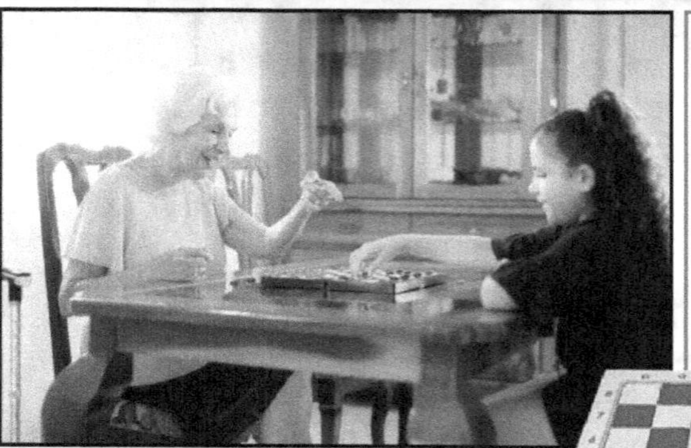

Gespielt
wird in
einer
gemütlichen
Sitzposition

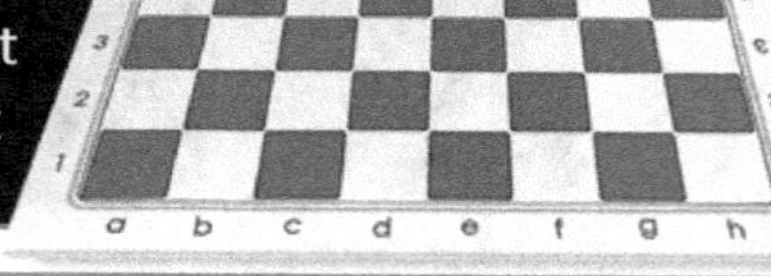

Das Spiel gibt es schon seit
dem 10. Jahrhundert

Der Name beschreibt
auch das Gegenstück zu den Herren

Der gesuchte Begriff lautet:

„Dame"

Dafür werden in der Regel zwei Spieler benötigt

Das Spielfeld ist meistens in einem Koffer verstaut

Es ist das älteste Brettspiel der Welt und bei Jung und Alt bekannt

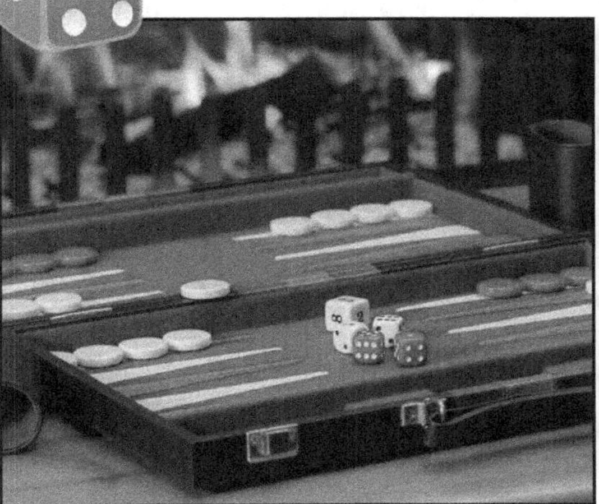

Würfel und runde Spielfiguren sind ein Teil davon

Gewonnen hat, wer zuerst seine eigenen Spielsteine aus dem Spielfeld bekommt

Der gesuchte Begriff lautet:

„Backgammon"

Es handelt sich um ein beliebtes Kinderspiel

Um es spiele zu können, brauchte es drei Personen

Körperbeherrschung ist sehr wichtig dafür

Wer hoch springen kann, ist besonders gut

Der einzige Bestandteil ist ein elastisches Seil

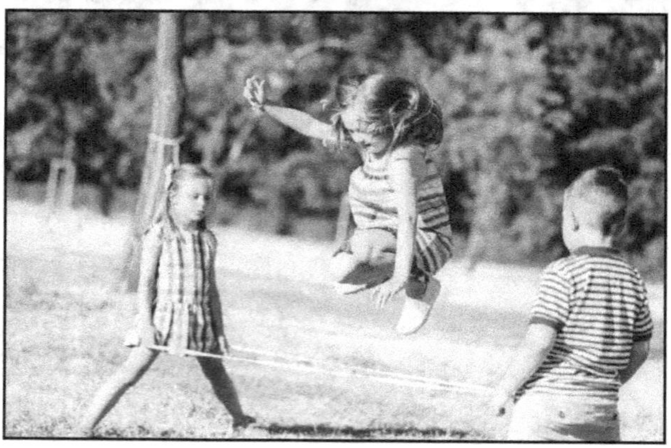

Das Seil ist aus Gummi
und davon leitet sich auch der Name ab

Der gesuchte Begriff lautet:

„Gummitwist"

Der Spielleiter dreht dafür an einer Kurbel

Würfel kommen nicht zum Einsatz, dafür aber Kugeln

Um zu gewinnen, braucht es eine ordentliche Portion Glück

Zahlen spielen dabei eine ganz wichtige Rolle

Gewonnen hat, wer als Erstes ein bestimmtes Wort schreit

Der gesuchte Begriff lautet:

„Bingo"

Das gesuchte Wort bezeichnet eine Sportart, die eher als Randsportart gilt

An einigen Kinderspielplätzen kann man es spielen, dafür muss man dann aber noch etwas mitbringen

Ein kleiner weißer Ball ist dafür auch unbedingt nötig

Normalerweise stehen sich zwei Spieler gegenüber

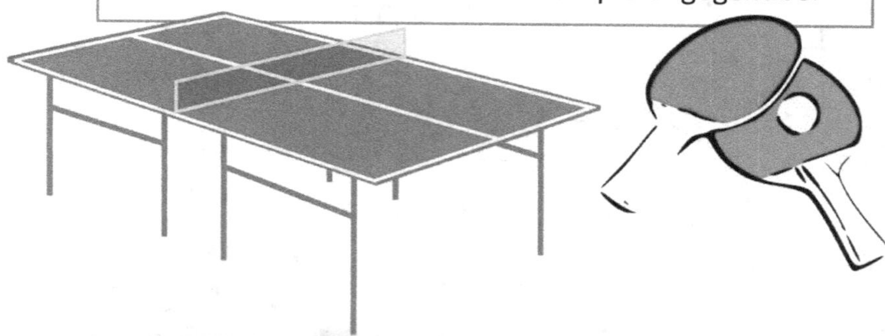

Der weiße Ball muss über ein Netz gespielt werden

Der Sport findet meistens in einer Halle mit mehreren Platten statt

Der gesuchte Begriff lautet:

„Tischtennis"

Schnell muss man dazu auf jeden Fall sein

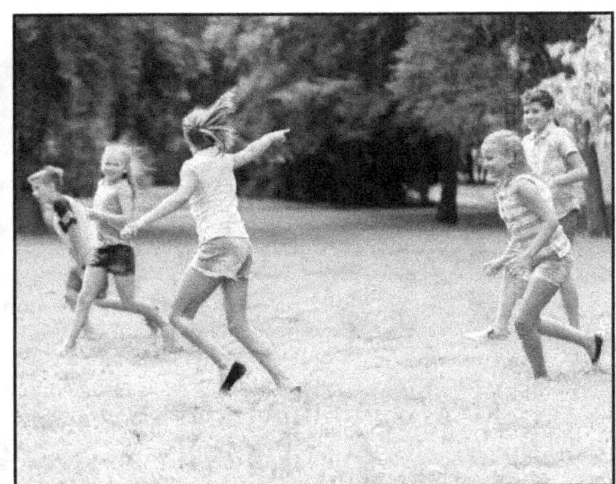

Besonders früher war das Spiel sehr beliebt in den
Pausen

Um es spielen, braucht man
keine Utensilien nur Mitspieler

Für das Spiel braucht man etwas zu schreiben, Kreide oder einen Kugelschreiber

Es geht darum,
ein gesuchtes Wort zu
erraten

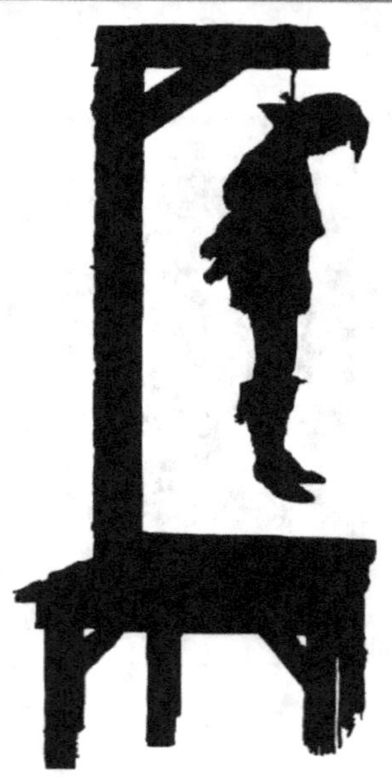

Das Alphabet
ist
dafür sehr wichtig

Kinder und Jugendliche
spielen
es gerne
in der Schule

Es können auch
ganz viele Menschen mitspielen und raten

Es hört sich brutal an, doch wer zu schlecht ist,
der stirbt

Der gesuchte Begriff lautet:

„Galgenmännchen"

Der Hauptbestandteil dafür besteht aus schwarzer und weißer Farbe

Die Sportart ist bei vielen Menschen beliebt

Gespielt wird innen oder außen, meistens allerdings außen

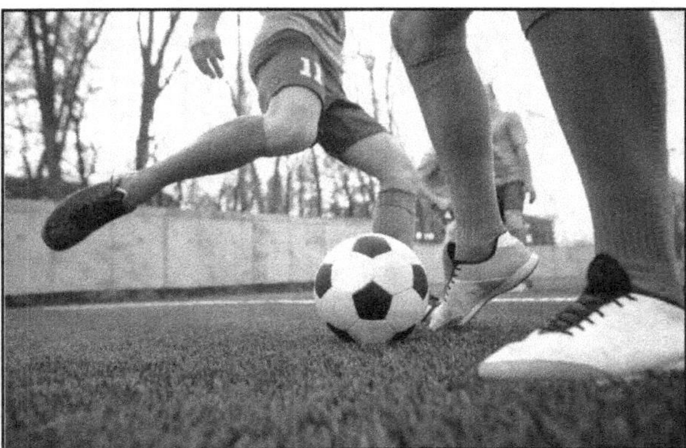

Das Feld ist mit weißen Linien markiert

Insgesamt kommen 22 Spieler zum Einsatz

Das Runde muss ins Eckige ist ein Grundsatz der beliebten Sportart

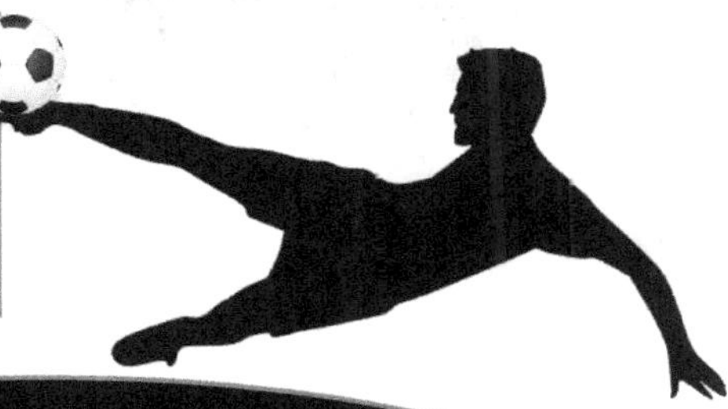

Der gesuchte Begriff lautet:

„Fußball"

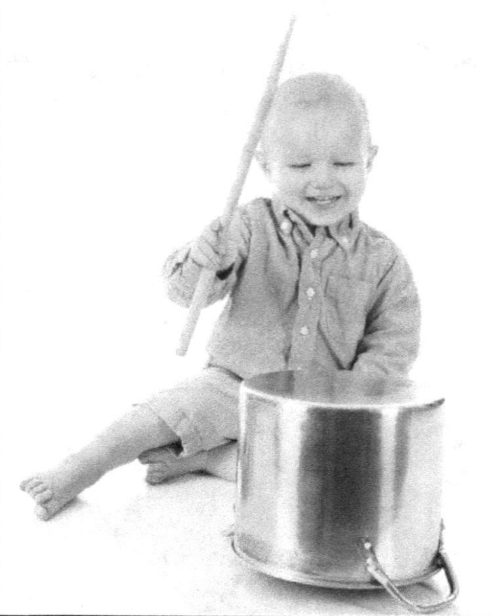

Der gesuchte Begriff lautet:

„Topfschlagen"

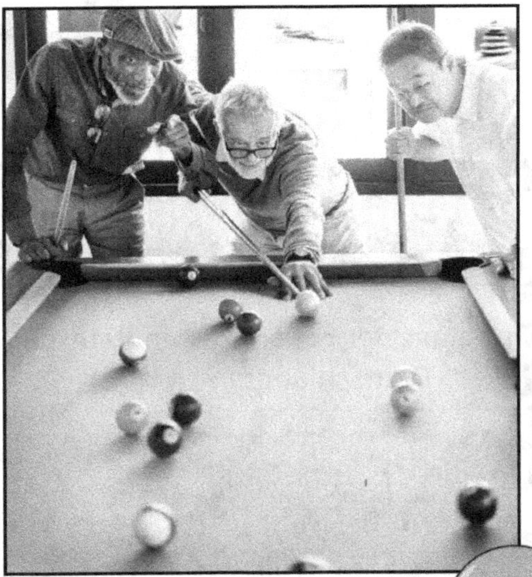

Der gesuchte Begriff lautet:

„Billard"

Farben spielen für
dieses Spiel eine
wichtige
Rolle

Man kann
es zu zweit
spielen,
oder in einer großen
Gruppe

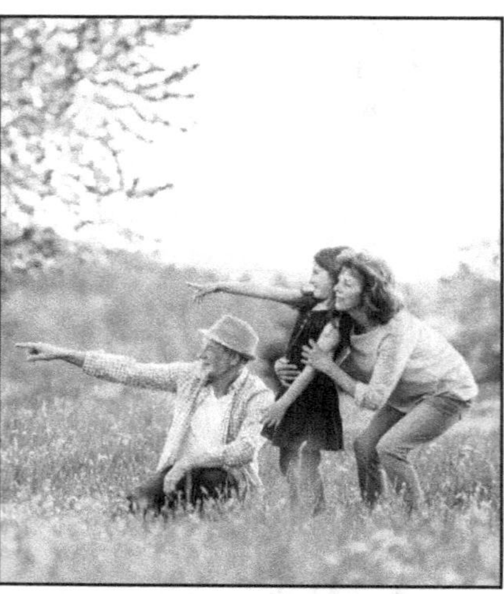

Es ist kein Würfeln, Papier oder etwas anderes nötig

Gesucht wird eines der bekanntesten Ratespiel
Deutschlands

Damit kann man sich gut
die Zeit vertreiben, zum Beispiel wenn man im Auto
sitzt und gerade nicht fährt

Wer gut sieht, hat gute Chancen

Der gesuchte Begriff lautet:
„Ich sehe was, was du nicht siehst"

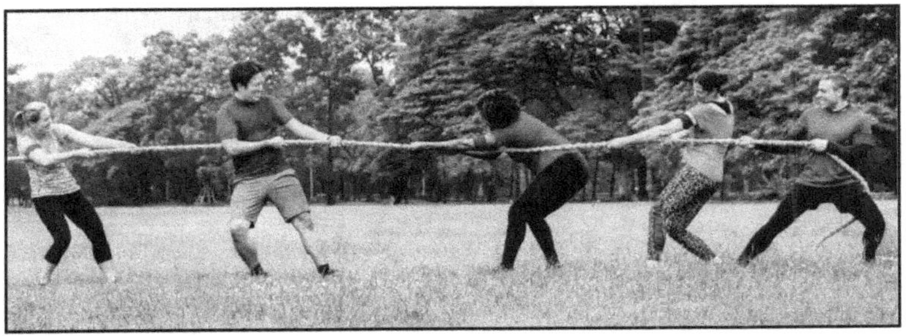

Starke Muskeln sind eine Grundvoraussetzung

Erst wenn viele mitmachen, macht es Spaß

Das Spiel hat auf einigen Festen Tradition

Wer umfällt, der verliert das Match

Ein Seil ist der wichtigste Bestandteil

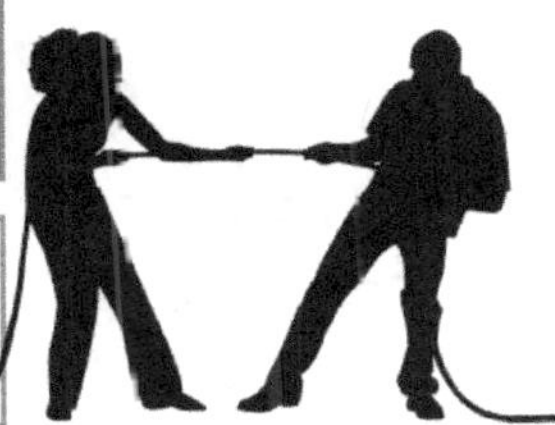

Der gesuchte Begriff lautet:

„Tauziehen"

Für viele Kinder eine beliebte Freizeitbeschäftigung

Man kann es nur außen im freien spielen

Gespielt wird mit einem Stein, der geworfen wird

Kreide braucht es dafür auch unbedingt

Auf einem Bein sollte man das Gleichgewicht halten können

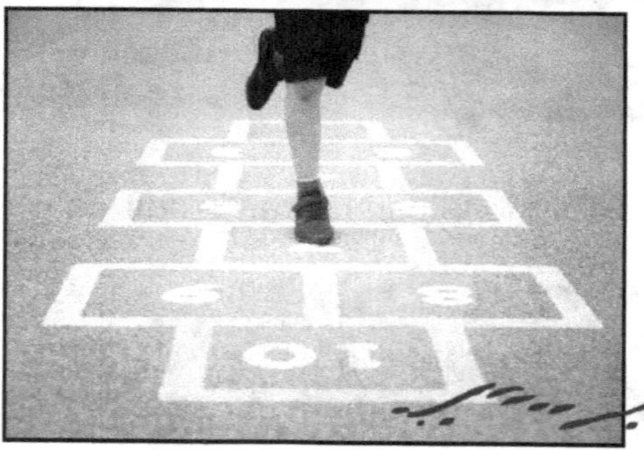

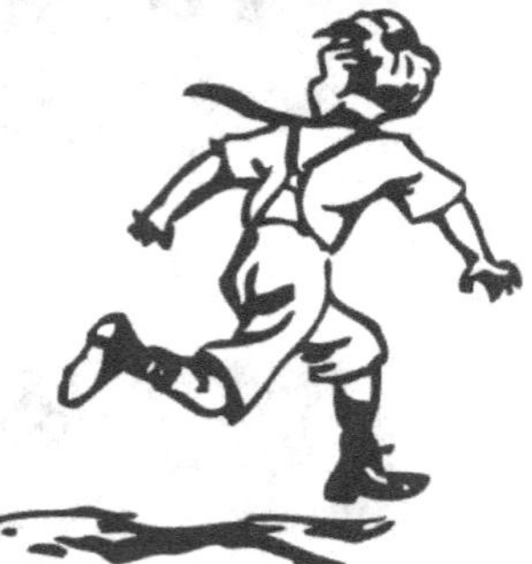

Auf den Boden wird ein Spielfeld gemalt

Der gesuchte Begriff lautet:

„Hüpfkästchen"

Früher war es sehr beliebt, heute kennen es nur noch wenige Kinder

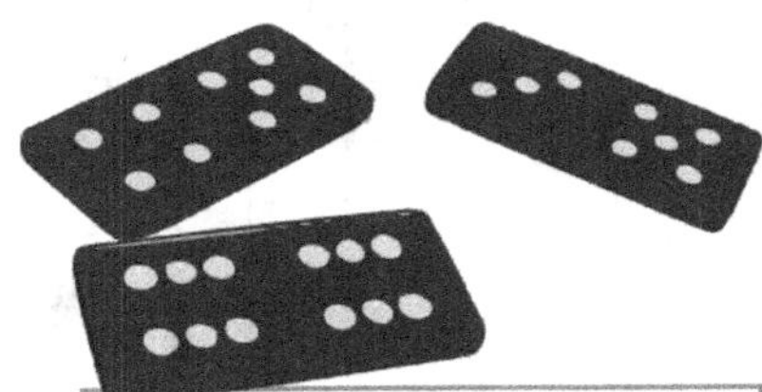

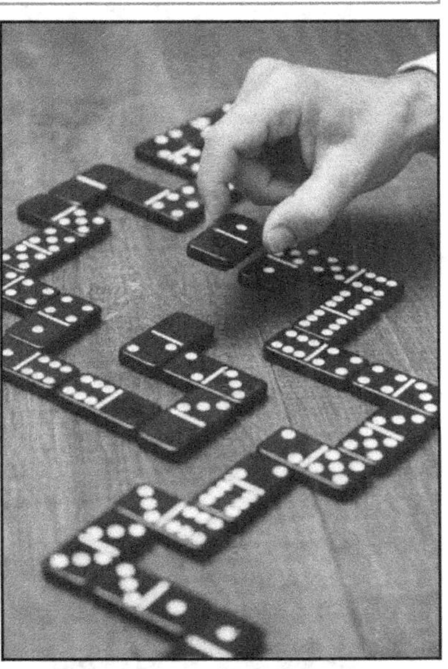

Augen spielen eine große Rolle, allerdings nicht die menschlichen Augen

Normalerweise braucht es dafür zwei Spieler

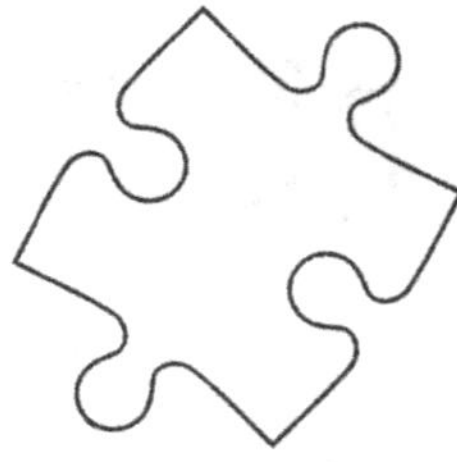

Dafür braucht es Ausdauer und Geduld

Sportlich geht es
bei dem Spiel allerdings nicht zu

Dafür muss man sitzen und braucht viel Platz

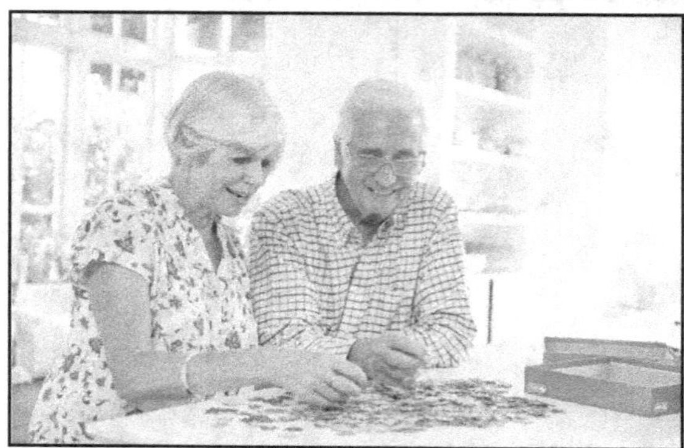

Nur mit
einer
ebenen
Unterlage,
kann man
es auch
spielen

Es gibt sie in unterschiedlichsten Formen, Größen und
Arten

Viele Teile
werden zu einem großen Bild
zusammengesetzt

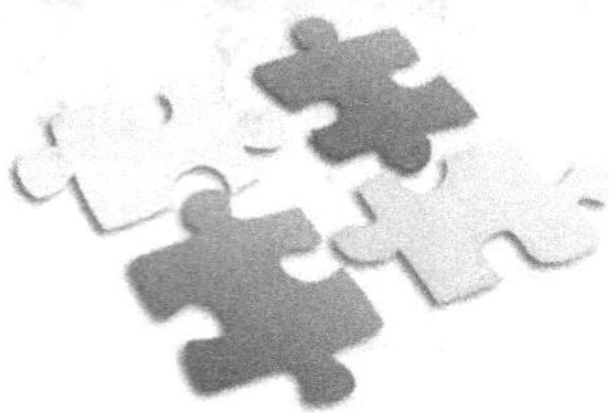

Der gesuchte Begriff lautet:

„Puzzle"

Kinder spielen es manchmal, wenn es gerade langweilig ist

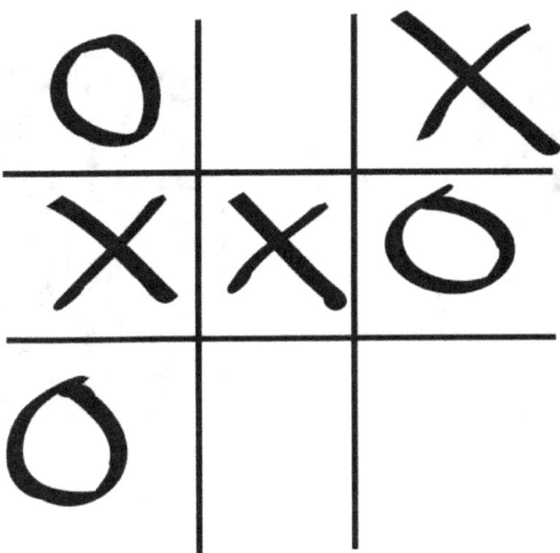

Die Regeln versteht man gleich, denn sie sind nicht kompliziert

Auch ganz kleine Kinder können es spielen

Wer zuerst drei in einer Reihe hat, gewinnt

Der gesuchte Begriff lautet:

„Tic-Tac-Toe"

Heute spielen es nur noch wenige Kinder, früher war es ganz besonders beliebt bei Kindern

Eine ebene Unterlage braucht es dafür unbedingt, denn sonst funktioniert es nicht

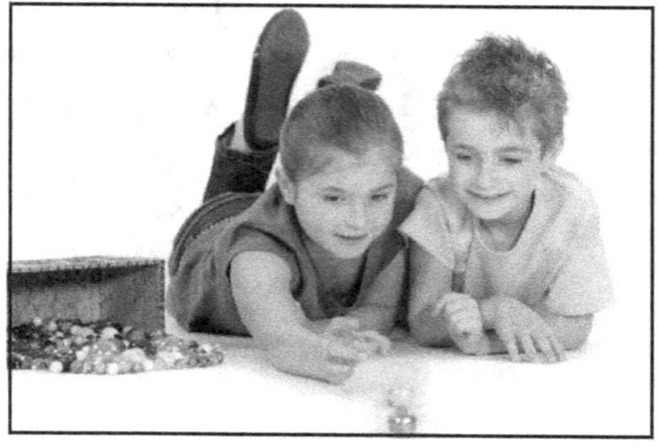

Gespielt wird zu zweit, aber auch in Gruppen geht es

Eine ruhige Hand ist Grundvoraussetzung

Ein Objekt muss aus einiger Entfernung getroffen werden

Die Spielgegenstände werden gerollt, sind rund und teilweise durchsichtig

Der gesuchte Begriff lautet:

„Murmelspiel"

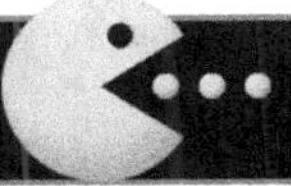

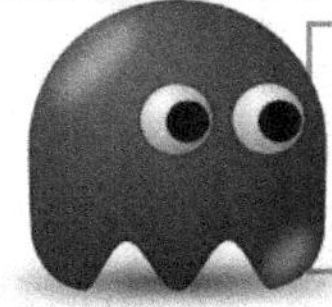

Die Hauptfigur im Spiel,
öffnet und schließt ständig seinen Mund

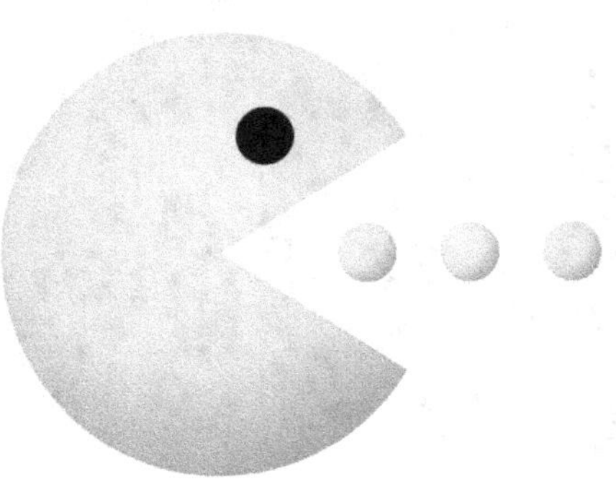

Es braucht ein elektronisches Hilfsmittel dafür, denn sonst kann man es nicht spielen

Die Spielfigur muss Punkte in einem Labyrinth fressen, während sie von Gespenstern verfolgt wird.

Das gesuchte Spiel ist ein Computerspiel-Klassiker und wohl das bekannteste elektronische Spiel der Welt

1980 wurde es erstmal gespielt und veröffentlicht

Der gesuchte Begriff lautet:

„Pac-Man"

Manchmal klimpert es und Musik beginnt zu dudeln

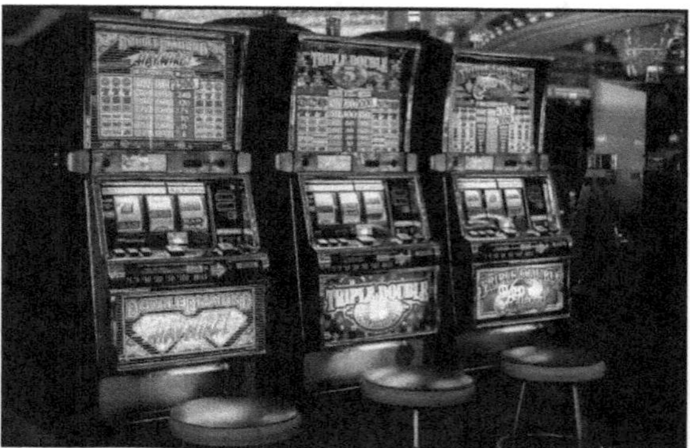

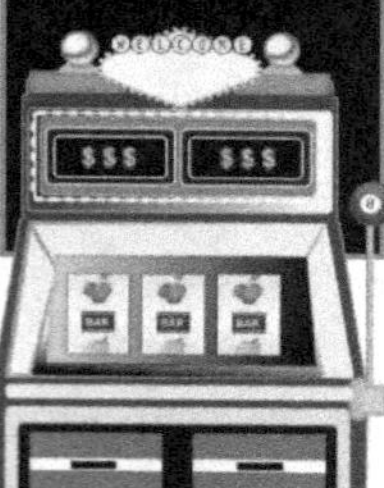

Sie fressen Geldstücke und spucken
manchmal auch welche aus

Man findet sie oft
in Kneipen stehen, oder in Spielhallen und Casinos

Um erfolgreich zu sein, braucht es Glück. Aber
vorsichtig. Es könnte süchtig und abhängig machen

Der gesuchte Begriff lautet:

„Spielautomat"

Normalerweise spielt man es am Tisch

Wind könnte beim Spielen stören und das Spiel würde nicht funktionieren

Ruhige Finger sind für das Geschicklichkeitsspiel sehr wichtig

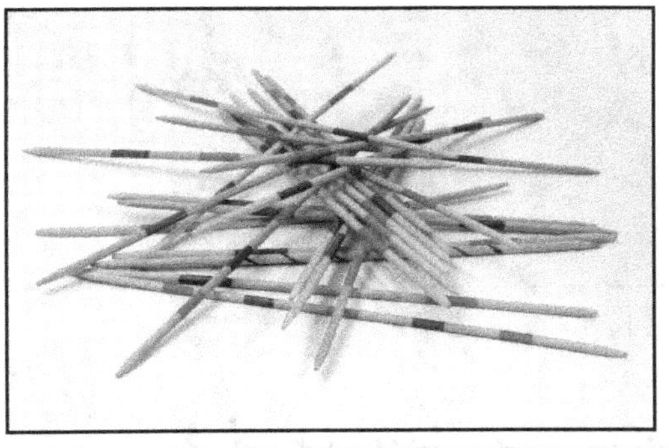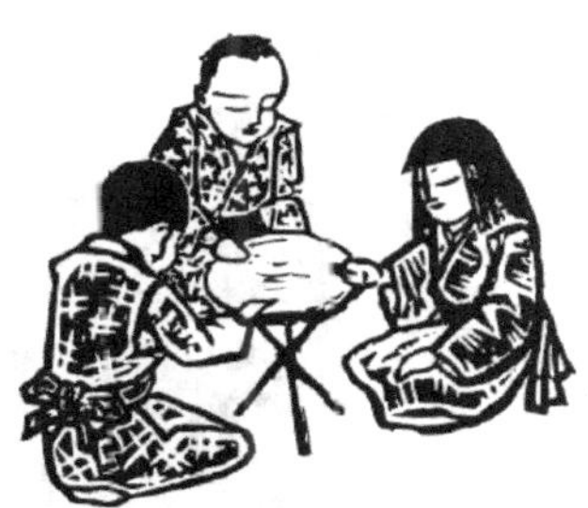

Einen Würfel braucht es dazu nicht, dafür aber viele Holzstöckchen

Bevor es losgeht, lässt man die Stöckchen fallen

Der gesuchte Begriff lautet:

„Mikado"

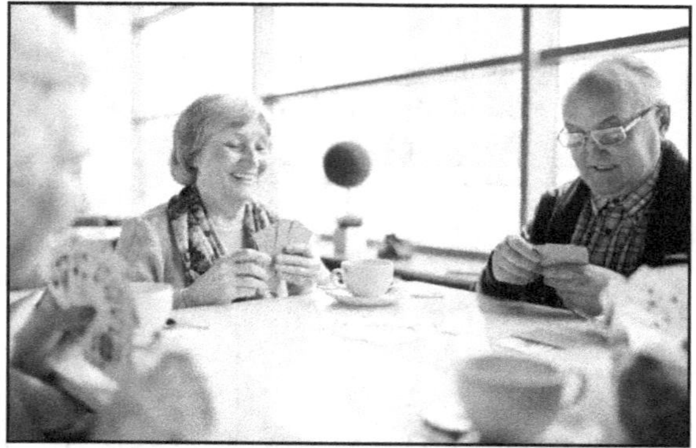

Wer Glück
hat,
hat einen
Trumpf

Der Name des Spiels ist an ein Tier angelehnt, was auf einer Schafweide lebt

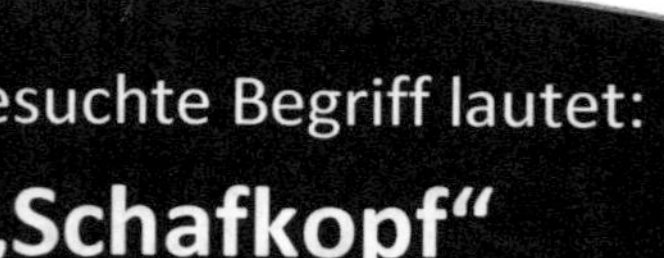

Der gesuchte Begriff lautet:

„Schafkopf"

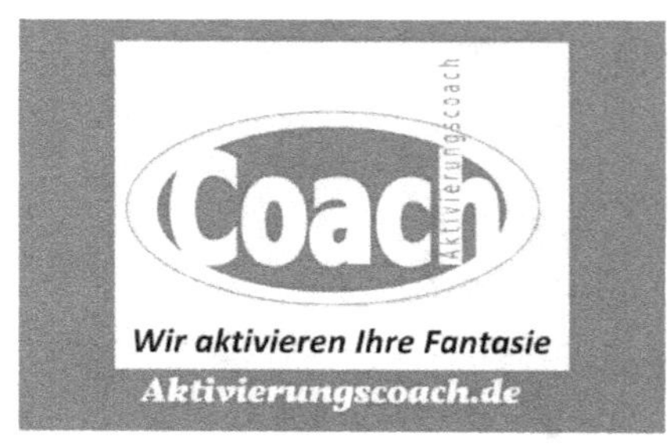

Aktivierungscoach Autorenteam :
Autor der Umschreibungsfragen: Simon Fischer,
Autor der Einleitung, Arbeitsanweisung und
Klappentext: Denis Geier

Illustration Buchcover (Gegenstände) by macrovector © Can Stock Photo, Buchcover Hintergrundillustration by Oksancia © Can Stock Photo, Foto Seite 1 by dotshock© envato.com, Foto Seite 6 by Skitterphoto © pixabay, Illustration Seite 3, 4, 6, 7, 11, 17, 18, 24, 25, 27 by OpenClipart-Vectors © pixabay, Foto Seite 7 by Ha4ipuri © envato.com, Foto Seite 8 by bialasiewicz © envato.com, Illustration Seite 8 by rawpixel © pixabay, Illustration Seite 9 by j4p4n © openclipart.org, Foto Seite 10 by diego_cervo © envato.com, Illustration Seite 10 by DG-RA © openclipart.org, Foto Seite 11 by stevepb© pixabay, Foto Seite 12 by photocreo© envato.com, Illustration Seite 13 by gnokii © openclipart.org, Illustration Seite 14, 19, 22 by Clker-Free-Vector-Images © pixabay, Foto Seite 15 by dolgachov © envato.com, Illustration Seite 16 by liftarn © openclipart.org, Foto Seite 17 by master1305© envato.com, Foto Seite 18 by McIninch © Can Stock Photo, Foto Seite 19 by Rawpixel© envato.com, Foto Seite 20 by halfpoint © envato.com, Foto Seite 21 by Rawpixel © envato.com, Illustration Seite 21 by mohamed_hassan © pixabay, Foto Seite 22 by BrianAJackson © envato.com, Foto Seite 23 by stokkete© envato.com, Illustration Seite 23 by mazeo © openclipart.org, Foto Seite 24 by monkeybusiness © envato.com, Foto Seite 26 by photography33 © Can Stock Photo, Illustration Seite 26 by Coxinha Fotos © pixabay, Foto Seite 28 by Bru-nO© pixabay, Illustration Seite 28 by ExplorersInternational © pixabay, Foto Seite 29 by wilhei © pixabay, Foto Seite 29 by j4p4n © openclipart.org, Illustration Seite 30 by b0red © pixabay, Foto Seite 30 by Pressmaster © envato.com.

Sehr geehrte Leserinnen und Leser,

stetig sind wir bemüht, Ihnen interessante und spannende Buchprojekte zu präsentieren. Dabei versuchen wir auch, Ihnen als freie Selfpublisher möglichst professionelle und unterhaltsame Texte anzubieten. Alle diese Texte werden mit großer Liebe und Hingabe erstellt und anschließend von einem professionellen Korrektor geprüft. Dennoch kann es vorkommen, dass sich der ein oder andere kleine Fehler trotz aller Sorgfalt eingeschlichen hat. Sollte dies der Fall sein, bitten wir, dies zu entschuldigen. Über eine kurze Info- bzw. Fehler-E-Mail würden wir uns freuen, sodass wir diesen Fehler zeitnah entfernen können.

Wir wünschen Ihnen weiter viel Vergnügen mit unseren Büchern und verbleiben mit freundlichen Grüßen

Denis Geier

mail@AktivierungsCoach.de

9 781727 553031